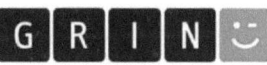

Bibliografische Information der Deutschen Nationalbibliothek:

Die Deutsche Bibliothek verzeichnet diese Publikation in der Deutschen National-
bibliografie; detaillierte bibliografische Daten sind im Internet über http://dnb.d-
nb.de/ abrufbar.

Impressum:

Copyright © 2015 GRIN Verlag, Open Publishing GmbH
Druck und Bindung: Books on Demand GmbH, Norderstedt Germany
ISBN: 978-3-668-08596-1

Dieses Buch bei GRIN:

http://www.grin.com/de/e-book/309888/betriebliches-gesundheitsmanagement-in-
der-logistik-planung-eines-interventionskonzeptes

Moritz Wenninger

Betriebliches Gesundheitsmanagement in der Logistik. Planung eines Interventionskonzeptes

GRIN Verlag

GRIN - Your knowledge has value

Der GRIN Verlag publiziert seit 1998 wissenschaftliche Arbeiten von Studenten, Hochschullehrern und anderen Akademikern als eBook und gedrucktes Buch. Die Verlagswebsite www.grin.com ist die ideale Plattform zur Veröffentlichung von Hausarbeiten, Abschlussarbeiten, wissenschaftlichen Aufsätzen, Dissertationen und Fachbüchern.

Besuchen Sie uns im Internet:

http://www.grin.com/

http://www.facebook.com/grincom

http://www.twitter.com/grin_com

Deutsche Hochschule für
Prävention und Gesundheitsmanagement
Hermann Neuberger Sportschule 3
66123 Saarbrücken

Bitte ankreuzen:

 x **Hausarbeit**

___ **Skript**

Fachmodul:	Betriebliches Gesundheitsmanagement II
Studiengang:	Master of Arts Prävention und Gesundheitsmanagement
Datum Präsenzphase:	24.08.2015 – 26.08.2015
Studienort:	**Saarbrücken**
Gruppe*:	

(*nur auszufüllen bei Hausarbeiten als kollektive Gruppenarbeit)

Name, Vorname – Wenninger, Moritz	

Bei kollektiver Prüfungsleistung: bitte in folgender Tabelle alle Gruppenmitglieder und die jeweiligen Teilaufgaben eintragen!

Teilaufgaben	Name, Vorname	Matrikelnummer

Thema: **Erstellung eines BGM-Interventionskonzeptes**

für das Unternehmen Muster GmbH

Inhaltsverzeichnis

1 Zusammenfassung der Analyse 3

    1.1 Betriebliche Ausgangssituation 3

    1.2 Ergebnisse der Gefährdungsbeurteilung 5

    1.3 Ergebnisse der Mitarbeiterbefragung 6

    1.4 Fazit 7

    1.5 Einführung eines BGM als Pilotprojekt im Bereich Logistik 7

2 Ableitung von Handlungsschwerpunkten 8

    2.1 Handlungsschwerpunkt Betriebsgelände 8

    2.2 Handlungsschwerpunkt Arbeitsplatzgestaltung 9

    2.3 Handlungsschwerpunkt Führungsverhalten 10

3 Erstellung einer Interventionsplanung 11

    3.1 Geplante Interventionsmaßnahmen 12

        3.1.1 Zielsetzung und Zielgruppe 13

        3.1.2 Verhaltens- und verhältnisbezogene Inhalte 16

        3.1.3 Zeitdauer der Maßnahmen 21

    3.2 Projekt- und Ressourcenplanung 23

        3.2.1 Gliederung des Projektes 23

        3.2.2 Zuständigkeiten 24

        3.2.3 Budget 25

4 Diskussion und Probleme der Evaluation 27

5 Literaturverzeichnis 31

6 Abbildungs- und Tabellenverzeichnis 33

    6.1 Abbildungsverzeichnis 33

    6.2 Tabellenverzeichnis 33

    6.3 Abkürzungsverzeichnis 34

1 Zusammenfassung der Analyse

Im Folgenden soll zuerst die betriebliche Ausgangssituation umrissen und im Anschluss daran die Ergebnisse der Mitarbeiterbefragung und der Gefährdungsbeurteilung, jeweils für den Bereich der Logistik, vorgestellt werden.

1.1 Betriebliche Ausgangssituation

Das holzverarbeitende Unternehmen Muster GmbH produziert am Standort Stuttgart hochwertige Holzmöbel und beschäftigt in gleich bleibender Höhe aktuell im Jahr 2011 1505 Mitarbeiter (MA), wobei diese in folgenden Abteilungen beschäftigt sind:

Tab. 1: Aufgliederung der Beschäftigten der Muster GmbH

Abteilung	Beschäftigte	Schichtsystem	Tätigkeitsbeschreibung
Geschäftsleitung	5	unbekannt	unbekannt
Verwaltung	67	Gleitzeit, 8-16 h	Bildschirmarbeitsplätze, Postbearbeitung, Callcenter
Marketing / Vertrieb	22	Gleitzeit, 8-16 h	Bildschirmarbeitsplätze, Reisetätigkeiten
Produktion	1278	Vollkonti (Vierschichtbetrieb)	Produktionsvorbereitung Produktionslinie Maschine Produktionslinie Fließband Staplerfahrer, Transport
Logistik	107	Früh- und Spätschicht	Kommissionierung und Versand
Zentrale Dienste	26	Gleitzeit, 8-16 h	EDV, Technik, Wartung und Reparaturen

Der Großteil der MA ist Vollzeit beschäftigt, nämlich 1407, vor allem in der Produktions- und Logistik Abteilung. In der Verwaltung wird hauptsächlich Teilzeit gearbeitet. Auf oberster Hierarchieebene befindet sich die Geschäftsleitung, gefolgt von den Prokuristen, den Bereichs-, Werks- und Lagerleitern, den Schichtführern, Vorarbeitern und zuletzt den Mitarbeitern ohne Führungsverantwortung.

Tab. 2: Aufgliederung der Beschäftigten nach Geschlecht

Geschlecht	Anzahl der Beschäftigten	Prozentwert
Frauen	518	34,41%
Männer	987	65,59%

Zu erkennen ist, dass etwa zwei Drittel aller Beschäftigten männlich sind.

Nachfolgend noch die Aufgliederung der Beschäftigten hinsichtlich Altersklassen:

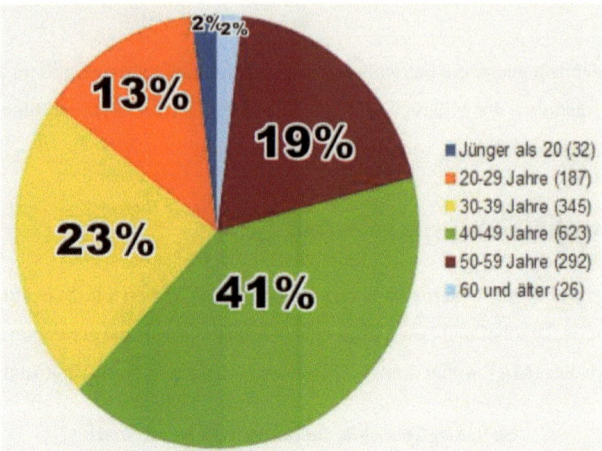

Abb. 1: Aufgliederung der Beschäftigten nach Altersklassen

Die Zahlenwerte in Klammern beziehen sich auf die Anzahl der Beschäftigten der jeweiligen Altersklasse. Ersichtlich wird, dass 60% der Beschäftigten zwischen 40 und 59 Jahren alt sind. Sorge besteht um die Beschäftigungsfähigkeit jenseits der 50 Jahre, wobei der Altersdurchschnitt in 2011 in der Abteilung Produktion bei 45,5 Jahren und in der Abteilung Logistik bei 48,4 Jahren liegt.

Die Krankenstände sind seit vier Jahren am steigen, wobei der Gesamtkrankenstand 2010 von 6,5 % auf 6,9 % im Jahr 2011 angestiegen ist. Sorge bereiten vor allem die ebenfalls steigenden Langzeiterkrankungen. Auffällig ist weiterhin der in der Produktion und Logistik deutlich höher liegende Krankenstand gegenüber anderen Unternehmensabteilungen. Im Jahr 2010 gab es insgesamt 51 Arbeitsunfälle, was 34 Unfälle je Tausend Mann bedeutet.

Abschließend sei zu den Arbeitsbedingungen anzumerken, dass die Büroarbeitsplätze weitgehend in Ordnung sind. Produktion und Lager wurden noch nicht komplett überprüft, Gefährdungsbeurteilung soweit unvollständig durchgeführt. Da auch die psychischen Erkrankungen steigen, muss für diesen Bereich eine Gefährdungsbeurteilung noch durchgeführt werden.

1.2 Ergebnisse der Gefährdungsbeurteilung

Die im September 2011 durchgeführte Gefährdungsbeurteilung innerhalb der Logistik Abteilung ergab für alle vier verschiedenen Arbeitsplätze, die Kommissionierung von Klein- und Großmöbeln, den Transport allgemein und den Versand, zumindest ein signifikantes Risiko (Nohl-Wert 3-4) für Gefährdungen und deren gesundheitliche Folgen.

An allen verschiedenen Arbeitsplätzen, außer dem Transport, wurden Zugluft und hohe körperliche Belastung in Form von Heben und Tragen als Problem bzw. Gefährdung identifiziert.

Nachfolgend noch die anderen Arbeitsplatz spezifischen Gefährdungen:

Tab. 3: Arbeitsplatzspezifische Gefährdungen in der Logistik Abteilung

Arbeitsplatz	Nohl-Wert	Gefährdung/Problem
Kommissionierung Großmöbel	4 bis 5	Zu geringe Anzahl Transportfahrzeuge, Zeitdruck bei gleichzeitig hoher körperlicher Anstrengung, Wärme-Kälte-Wechsel, viel Stehen und Gehen, Ware zu schwer
Kommissionierung Kleinmöbel	3	Ungünstige Beleuchtung, Stolpergefahr, Etiketten schwer lesbar
Transport allgemein	3 bis 4	Vibration durch Stapler, Bewegungsmangel (nur Sitzen)
Versand	4	Zeitdruck, Enge da wenig Platz zum Arbeiten

Insgesamt betrachtet ergeben sich folgende Problembereiche:

- Schwere körperliche Arbeit in Form von Heben und Tragen, teilweise unter Zeitdruck, oftmals auch zu schwere Ware und zu wenig Transportfahrzeuge
- Einseitige körperliche Belastungen (Stehen/Gehen und ständiges Sitzen)
- Umgebungsbelastungen wie Zugluft und teilweise Wärme-Kälte-Wechsel

Folgen des schweren Hebens und Tragens können Schäden an der Wirbelsäule sein, jedoch schadet auch das gänzliche Vermeiden körperlicher Aktivität, wie es beim ständigen Sitzen der Fall ist (Keupp & Dill, 2014, S. 23). Folgen von dauerhaft einwirkender Zugluft können unter anderem Erkältungen oder Kreislaufbeschwerden sein (Niklewski, Haupt & Ruckriegel, 2014).

1.3   Ergebnisse der Mitarbeiterbefragung

Mittels Fragebogen wurden 107, fast ausschließlich männliche MA der Logistik Abteilung innerhalb des September 2011 zu ihrer Gesundheit befragt, wobei der Rücklauf 81
% betrug (87 Fragebögen). Folgende Verteilung des Alters ergab sich:

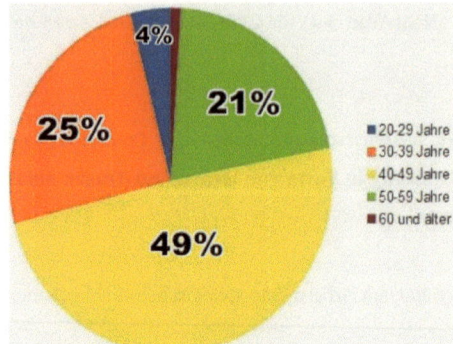

Abb. 2: Altersverteilung der befragten MA der Logistik Abteilung

Folgende wesentliche Ergebnisse der Befragung sind festzuhalten:

1. Der Gesundheitszustand der Befragten wird mit zunehmendem Alter schlechter
    beurteilt.

2. Befragte älter als 50 Jahre beurteilen im Schnitt ihren Gesundheitszustand als zu-
    friedenstellend bis weniger gut.

3. Primäre gesundheitsbeeinträchtigende Beschwerden sind Rückenschmerzen, Ver-
    spannungen und Verkrampfungen sowie Müdigkeit und Abgeschlagenheit.

4. Die Befragten sind im Schnitt mit ihrer Arbeit teils-teils bis ziemlich zufrieden,
    was insgesamt als eher gering ausgeprägte Zufriedenheit bewertet werden kann.

5. Zur Verbesserung der Gesundheit wird am häufigsten mehr Hygiene in sanitären
    Anlagen, andere Arbeitsorganisation, besseres Führungsverhalten und andere Ar-
    beitsplatzgestaltung von den Befragten vorgeschlagen.

6. Am meisten fühlen sich die Befragten von Zugluft und Kälte, dem Wechsel von
    Wärme und Kälte, körperlich schwerer Arbeit, sowie dem Handhaben schwerer
    Gegenstände belastet.

7. Die Befragten geben im Schnitt an, ziemlich wenig bis etwas Möglichkeit für ei-
    gene Entscheidungen zu haben, was einer negativen Bewertung entspricht.

8. Die Befragten können sich bei schwieriger Arbeit auf ihre Kollegen ziemlich gut
    verlassen, hingegen auf die Vorgesetzten eher weniger.

1.4 Fazit

Der im Vergleich zu den anderen Unternehmensabteilungen deutlich höher liegende Krankenstand innerhalb der Logistik Abteilung, gepaart mit dem Durchschnittsalter der Beschäftigten von 48,4 Jahren innerhalb dieser, lässt erahnen, welch Potential sich erschließen lässt, um der Alterung der Beschäftigten gerecht zu werden, aber auch den Krankenstand zu senken.

Neben der schweren körperlichen Arbeit, den teilweise monotonen Tätigkeiten und den Umgebungsbelastungen (Zugluft, Wärme-Kälte-Wechsel), werden auch mögliche Folgen, die dadurch auftreten können, beklagt, wie zum Beispiel Rückenschmerzen und Verspannungen.

Innerhalb der Organisation herrscht eine eher geringe Zufriedenheit, bei wenig Möglichkeit zu eigenen Entscheidungen und geringer Unterstützung durch Führungskräfte.

1.5 Einführung eines BGM als Pilotprojekt im Bereich Logistik

Wegen des oben festgestellten Bedarfs, beschließt die Geschäftsleitung die Einführung eines Betrieblichen Gesundheitsmanagements (BGM) als Pilotprojekt in der Logistik Abteilung. Alle nachfolgenden Punkte beziehen sich auf diese Logistik Abteilung, die mit ihren 107 Beschäftigten eine handhabbare Anzahl an Beschäftigten darstellt.

Das Unternehmen verspricht sich einen Rückgang der Krankenstände innerhalb der nächsten 1-2 Jahre, sowie Lösungen zur Bewältigung des demographischen Wandels. Weiterhin sollen Erkenntnisse zu den psychischen Belastungen und Erkrankungen gewonnen werden. Resultierend daraus werden entsprechende Maßnahmen abgeleitet, um die Beschäftigten bis zum Erreichen der Rente gesund und leistungsfähig zu halten.

Mit dem Projekt beauftragt wird ein externer Dienstleister, der neben beratender Tätigkeit auch Gesundheitsanalysen durchführt und entsprechende Maßnahmen vorschlägt und diese im weiteren Verlauf begleitet und im Anschluss evaluiert.

Tab. 4: BGM Projektschritte Abteilung Logistik

2011					2012						
Aug	**Sep**	**Okt**	**Nov**	**Dez**	**Jan**	**Feb**	**März**	**Apr**	**Mai**	**Jun**	**Jul**
Projekt-start											
	Konzeption Befragung										
		Durchführung Analysen	Vorlage Analyseergebnisse		Start der Maßnahmen						
										Erste Projektbewertung	
			BGM Projektschritte Abteilung Logistik								

Nachdem das Pilotprojekt innerhalb der Logistik Abteilung im August 2011 gestartet ist und die Befragungen und Analysen durchgeführt worden sind, werden anhand der oben dargestellten Ergebnisse nun Handlungsschwerpunkte abgeleitet und Maßnahmen für den Start im Januar 2012 aufgestellt.

2 Ableitung von Handlungsschwerpunkten

2.1 Handlungsschwerpunkt Betriebsgelände

Der Handlungsschwerpunkt Betriebsgelände trägt den genannten Vorschlägen der Befragten Rechnung, indem er die Probleme auf dem Betriebsgelände angeht, die mit dem Thema Gesundheit in Verbindung stehen. Alle nachfolgend genannten Lösungsvorschläge sind Möglichkeiten, das Problem anzugehen und wurden teilweise auch von den Mitarbeitern so genannt bzw. vorgeschlagen, siehe 1.3 Ergebnisse der MA Befragung.

Tab. 5: Probleme und Lösungsvorschläge Handlungsschwerpunkt Betriebsgelände

Problem	Mögliche Lösungsvorschläge
Mangelhafter hygienischer Zustand der sanitären Anlagen	Häufigere Reinigungsintervalle, Desinfektionsspender
Verbesserungswürdiger Nichtraucher-schutz	Striktes Rauchverbot, ausgewiesene Stellen zum Rauchen

So wurde besonders häufig der Wunsch nach mehr Hygiene innerhalb der sanitären Anlagen geäußert. Durch häufiger stattfindende Reinigungsintervalle und die vermehrte Bereitstellung von Desinfektionsspendern könnte das Problem angegangen werden, denn mangelnde Hygiene begünstigt die Verbreitung von Bakterien und so die Ausbreitung von Erkrankungen. Ein besserer Nichtraucherschutz war zwar nicht unter den vier am häufigsten genannten Verbesserungsvorschlägen bzgl. der Gesundheit, dennoch gaben knapp ein Fünftel der Befragten dies an. Der Schutz von Nichtrauchern ist ein wichtiges Anliegen, da Passivrauchen keine Bagatelle ist und generell zu den selben Folgeschäden wie aktives Rauchen führen kann (Badura et al., 2013, S. 217).

Diese Auflistung der Handlungsschwerpunkte entspricht auch deren **Priorisierung**, so soll dieser als erstes angegangen werden, da diese Gegebenheiten auf dem Betriebsgelände doch recht schnell und mit geringen Mitteln realisiert werden können.

2.2 Handlungsschwerpunkt Arbeitsplatzgestaltung

Der umfangreichste Handlungsschwerpunkt ist der der Arbeitsplatzgestaltung, wobei einerseits Probleme bestehen, die bei der MA Befragung als am meisten belastend genannt wurden, aber auch bei der Gefährdungsbeurteilung aufgedeckt worden sind. Da die MA wöchentlich 37,5 Stunden am Arbeitsplatz verbringen, ist es von enormer Bedeutung, dass sie sich an diesem wohlfühlen und so ihr volles Potenzial entfalten können.

Tab. 6: Probleme und Lösungsvorschläge Handlungsschwerpunkt Arbeitsplatzgestaltung

Problem	Mögliche Lösungsvorschläge
Zugluft	Feste Lüftungszeiten
Wärme-Kälte-Wechsel	Angemessene Bekleidung
Schweres Heben und Tragen	Andere Arbeitsmaterialien → Anschaffung Transportfahrzeuge und Hubhilfen Kompetenzerweiterung rückengerechtes Heben
Einseitige Tätigkeit (viel Stehen bzw. Sitzen)	Andere Arbeitsorganisation, Tätigkeitswechsel, Schaffen von Sitzgelegenheiten
Rückenschmerzen, Verspannungen und Verkrampfungen	Kompetenzerweiterung rückengerechtes Heben, Rückenschule
Beengte Platzverhältnisse (dadurch Bücken und Stolpergefahr)	Andere Arbeitsplatzgestaltung → ergonomische Ablageflächen für Gegenstände

Da sowohl Häufige Wärme-Kälte-Wechsel als auch länger einwirkende Zugluft Erkältungen und Kreislaufbeschwerden begünstigen (Niklewski, Haupt & Ruckriegel, 2014), muss sich um eine Lösung dieser Umgebungsbelastungen bemüht werden, indem beispielsweise zu festen Zeiten gelüftet wird, angemessene Arbeitskleidung zur Verfügung gestellt wird und besonders im Winter bei Warenein- und -ausgang die Tore möglichst kurz offen gehalten werden.

„Besonders schädlich für Rücken und Wirbelsäule sind falsches Heben und Tragen, denn hierbei können gewaltige Kräfte auf Wirbel und Bandscheiben einwirken" (Weiß, 2010, S. 84). Dies wurde ebenso bei der Gefährdungsbeurteilung als Risiko identifiziert und gilt es anzugehen, da nicht zuletzt auch die von den Befragten häufig genannten Rückenschmerzen und Verspannungen Folge des schweren Hebens sein können.

Doch auch gänzlich fehlende Belastung, wie beim ständigen Sitzen während des Stapler Fahrens, kann Folgen mit sich bringen. Diese resultieren aus einem Mangel an Bewegung und enden in einer Schädigung des Muskel-Skelett-Apparates, da der Verlust der Muskelkraft mit einer langfristigen Zunahme des Körperfettanteils einhergeht. Unmittelbar schränken diese Folgen die individuelle Leistungsfähigkeit durch Müdigkeit und Kopfschmerzen ein, mittelbar entstehen Gesundheitsprobleme wie Adipositas und Diabetes neben Herz-Kreislauf-Erkrankungen (Keupp & Dill, 2014, S. 23). Ein regelmäßiger Wechsel der einwirkenden Belastung sollte demher angestrebt werden, indem beispielsweise erst eine sitzende und dann eine stehende Tätigkeit ausgeübt wird.

Beengte Platzverhältnisse und dadurch im Weg liegende Gegenstände stellen eine Stolpergefahr dar. Damit der Boden frei von Hindernissen ist, sollten ausreichend Ablagemöglichkeiten vorhanden sein, die gleichzeitig ergonomisch so gestaltet sind, dass das Bücken möglichst entfällt.

Dieser Handlungsschwerpunkt steht auf der Prioritätenliste an zweiter Stelle, da er zwar sehr umfangreich durch die vielen Problemstellungen ist, jedoch mit Maßnahmen auf der Verhältnis- und Verhaltensebene effektiv angegangen werden kann und so erfolgversprechend für eine deutliche Aufwertung der Arbeitsbedingungen ist.

2.3 Handlungsschwerpunkt Führungsverhalten

Der letzte Handlungsschwerpunkt ist der des Führungsverhaltens, da sich zum Einen die Beschäftigten wenig auf die Unterstützung der Führungskräfte verlassen können und zum Anderen sie sich ein besseres Führungsverhalten wünschen.

Problem	Mögliche Lösungsvorschläge
Mangelnde Unterstützung durch Führungskräfte	Workshop Mitarbeiterführung
Wenig Raum für eigene Entscheidungen der MA	Kompetenzerweiterung der MA für mehr Entscheidungsfreiheit

Das Führungsverhalten stellt für die MA eine bedeutende und einflussreiche Arbeitsbedingung dar, welches sich auf die Arbeitszufriedenheit auswirkt und dadurch die eigene Leistungsbereitschaft, Fehlzeiten, Fluktuation und nicht zuletzt das Wohlbefinden beeinflusst (Trnovac, 2012, S. 16). Da auch die Arbeitszufriedenheit der Beschäftigten als eher gering zu bewerten ist, kristallisiert sich der Handlungsbedarf besonders deutlich heraus. In Kombination mit der geringen Entscheidungsfreiheit der MA, welche sich dadurch noch mehr eingeschränkt fühlen, könnte dies die besonders hohen Krankenstände teilweise erklären. Daher sollten alle Führungskräfte, besonders die, die im direkten Kontakt mit den MA stehen, geschult werden, aber auch die MA selber gefördert werden, um so Kompetenzen und Entscheidungsfreiheiten übertragen zu bekommen.

Dieser Handlungsschwerpunkt bildet innerhalb der Prioritätenliste den letzten Punkt, da Maßnahmen zur Verbesserung des Führungsverhaltens wesentlich größere Einschnitte in die Unternehmensprozesse bedeuten, die Veränderungsbereitschaft der Führungskräfte Voraussetzung ist und eine Verhaltensänderung einen lanfristigen Prozess darstellt (Pieter & Allmann, 2014, S. 118).

3   Erstellung einer Interventionsplanung

Nachfolgend werden Interventionsmaßnahmen für den Handlungsschwerpunkt Arbeitsplatzgestaltung ausführlich dargestellt. Dieser der drei Handlungsschwerpunkte wurde ausgewählt, da Maßnahmen für diesen Schwerpunkt eine Vielzahl an Problemen innerhalb der Logistik Abteilung erfolgversprechend angehen:

Tab. 8: Probleme innerhalb der Logistik Abteilung

Probleme innerhalb der Logistik Abteilung	Lösungsansatz:
Durchschnittsalter von 48,4 Jahren	Körperliche Bewegungs- und Kräftigungspro-
Mit dem Alter schlechterer Gesundheitszustand	gramme zur Steigerung der physischen Be-
Erhöhter Krankenstand	lastbarkeit, Verbesserung des Gesundheits-
Schwere körperliche Arbeit (Heben und Tragen)	zustandes und Reduktion körperlicher Be-
Dauerhaftes Gehen/Stehen bzw. Sitzen	schwerden, um so langfristig den Kranken-
Primäre Beschwerden Rückenschmerzen und Verspannungen	stand zu senken

Neben diesem hauptsächlich verhaltensorientierten Lösungsansatz sollen weiterhin verhältnisorientierte Maßnahmen umgesetzt werden, die allesamt unter dem Folgepunkt aufgeschlüsselt werden.

3.1 Geplante Interventionsmaßnahmen

Pieper et al. (2015) konnten innerhalb eines Reviews wissenschaftlicher Studien der Jahre 2006 – 2012 hinsichtlich Wirksamkeit und Nutzen betrieblicher Prävention zusammenfassend feststellen, dass Programme zur Förderung körperlicher Aktivität neben einer geringen Steigerung der Fitness auch mentale Zielparameter wie Stimmung und Lebensqualität positiv beeinflussten. Weitere erfolgversprechende Maßnahmen neben körperlichen Übungsprogrammen waren häufig Treppennutzung oder das Mitführen eines Schrittzählers.

„Körperliche Bewegungs- und Kräftigungsprogramme zur Steigerung der physischen Belastbarkeit, Verbesserung der Beweglichkeit und Erhöhung der Fitness von Beschäftigten zeigen in den evaluierten Interventionsformen die deutlichsten Effekte" (Pieper et al., 2015, S. 61). Dabei scheint insbesondere die regelmäßige Weiterführung des Programms über einen längeren Zeitraum von Bedeutung zu sein.

So konnten sowohl Fehlzeiten infolge von Muskel-Skelett-Erkrankungen als auch deren Inzidenz und Prävalenz gesenkt werden. Genau das ist die Lösung vielerlei Probleme innerhalb der Logistik Abteilung (siehe oben), weshalb ein solches körperliches Kräftigungsprogramm eine der geplanten Maßnahmen darstellt. Neben diesem körperlichen Kräftigungsprogramm sollen weitere Maßnahmen durchgeführt werden, die unter dem Projekt „Fit4Work" zusammengefasst und unter 3.1.2 genauer aufgeschlüsselt werden.

Da die Gefährdungsbeurteilung auch äußere Defizite, wie u. a. Zugluft und beengte Platz-verhältnisse, aufgedeckt hat, werden Maßnahmen ergriffen, die die Verhältnisse am Ar-beitsplatz verbessern sollen und unter dem Projekt „Fit4Ergo" zusammengefasst. Das Ergo steht dabei für Ergonomie, also der ergonomischen Gestaltung des Arbeitsplatzes.

3.1.1 Zielsetzung und Zielgruppe

Die Zielgruppe umfasst alle Mitarbeiter der Logistik Abteilung. Im Sinne der Partizipa-tion sollen so möglichst viele Personen zur Teilnahme an den beiden Projekten Fit4Work und Fit4Ergo bewegt werden und weiterhin stellen die 107 MA der Logistik Abteilung eine handhabbare Menge an Teilnehmern dar, die sich auf Früh- und Spätschicht vertei-len. Zu erwähnen ist, dass die Teilnahme auf freiwilliger Basis beruht, kein MA wird dazu gezwungen.

Nachfolgend werden nun die übergeordneten Zielsetzungen der zwei Projekte dargestellt und unter Punkt 3.1.2 dann die einzelnen Ziele der enthaltenen Maßnahmen genauer auf-geschlüsselt.

Das Projekt **Fit4Work** hat als übergeordnetes Ziel die MA der Logistik Abteilung kör-perlich zu kräftigen um so die Belastbarkeit zu erhöhen, körperliche Beschwerden zu re-duzieren und somit letztlich die Zufriedenheit und den Gesundheitszustand zu verbessern. In einem weiteren Schritt werden nun Teilziele abgeleitet und diese konkretisiert:

Tab. 9: Teilziele des Projektes Fit4Work

Teilziele	Ausmaß	Zeit	Erhebungsmethode
Verbesserung des Ge-sundheitszustands	Um durchschnittlich eine Bewertungsstufe	Innerhalb eines Jahres	Erneute Mitarbeiterbefra-gung
Senkung des Kran-kenstandes	Um durchschnittlich 0,5 %	Innerhalb eines Jahres	Fehlzeiten- und Kranken-standsanalyse
Reduktion der Rü-ckenschmerzen	Um durchschnittlich 25 %	Innerhalb eines halben Jahres	Erneute Mitarbeiterbefra-gung
Steigerung der körper-lichen Aktivität	Um 30 % mehr zu-rückgelegte Schritte	Innerhalb drei Monaten	Schrittzähler

Das Hauptaugenmerk liegt auf der Verbesserung des Gesundheitszustandes der Beschäf-tigten. Da dieser innerhalb der Mitarbeiterbefragung im Schnitt als eher zufriedenstellend zu betrachten ist, gibt es großes Verbesserungspotenzial. Innerhalb dieser Befragung gab es die Möglichkeit seinen allgemeinen Gesundheitszustand von sehr gut (Wert 1) bis schlecht (Wert 5) einzustufen. Ziel ist es nun, die durchschnittlich gegebene Antwort der Logistik MA innerhalb eines Jahres um eine Bewertungsstufe anzuheben, also wenn zuvor mit dem Wert 3,2 „zufriedenstellend" geantwortet wurde, so soll bei einer erneuten Befragung der durchschnittliche Wert 2,2 „gut" herauskommen.

Letztlich soll sich dieser verbesserte Gesundheitszustand der MA in der Krankenstandsquote niederschlagen, da diese ja innerhalb der Logistik Abteilung ohnehin am höchsten im gesamten Unternehmen ist. Ziel ist es daher, den durchschnittlichen Krankenstand in der Logistik Abteilung um 0,5 % innerhalb eines Jahres zu senken.

Weiterhin ist eines der Ziele, die häufig beklagten Rückenschmerzen zu reduzieren. Auch hierfür wird eine erneute Befragung nach einem Jahr durchgeführt werden, wobei die Angabe „häufig" bei der Frage, wie oft haben Sie Rückenschmerzen, um durchschnittlich 25 % fallen soll.

Das Ziel der Steigerung der körperlichen Aktivität bezieht sich hauptsächlich auf die MA des Arbeitsplatzes Transport, da im Rahmen der Gefährdungsbeurteilung aufgedeckt wurde, dass diese ständig sitzen und daher an Bewegungsmangel leiden. Natürlich ist es mit dem Tragen eines Schrittzählers alleine nicht getan, die entsprechenden Maßnahmen werden unter dem nächsten Punkt aufgeführt. Der Schrittzähler eignet sich jedoch auch sehr gut, um die anderen Arbeitsplätze, an denen ständiges Stehen und Gehen identifiziert wurden, genauer zu überprüfen, wie viel eigentlich gegangen werden muss.

Das Projekt **Fit4Ergo** setzt sich zum übergeordneten Ziel, die Verhältnisse am Arbeitsplatz zu verbessern, um so Risikofaktoren zu minimieren und gesundheitsförderliche Bedingungen zu schaffen.

Tab. 10: Teilziele des Projektes Fit4Ergo

Teilziele	Ausmaß	Zeit	Erhebungsmethode
Erhöhung der verfügbaren Transportfahrzeuge	Um drei Stück	Innerhalb eines Monats	Zählung
Festlegen definierter Lüftungszeiten	Zwei Mal pro Stunde	Innerhalb eines Monats	Tägliche Zuständigkeitsliste, erneute Befragung
Schaffen von Sitzgelegenheiten	Pro drei MA eine Sitzgelegenheit	Innerhalb eines Monats	Zählung
Verbesserung der Beleuchtung	Um 100 Lux	Innerhalb eines Monats	Erneute Befragung, Luxmeter Messung
Schaffen von mehr Platz	Um drei m² pro MA	Innerhalb eines Monats	Erneute Befragung, Vermessung

Die Teilziele des Projektes Fit4Ergo sollen alle die Verhältnisse, unter denen die MA ihrer Arbeit nachgehen, verbessern. So sollen dringend benötigte Transportfahrzeuge angeschafft werden, um im Bereich der Großmöbel Kommissionierung die Belastungen durch Heben und Tragen zu reduzieren, da diese besonders schwer sind.

Das Problem der Zugluft wird angegangen, indem Fenster nur noch zu festgelegten Zeiten geöffnet werden, um Stoß zu lüften, wobei sich eine Liste empfiehlt, in welcher dies halbstündig abgezeichnet werden kann.

Das ständige Stehen und Gehen wurde besonders innerhalb der Großmöbel Kommissionierung bei der Gefährdungsbeurteilung aufgedeckt, weshalb dort nun pro drei MA eine Sitzgelegenheit geschaffen werden soll, um kurzfristig Belastungen zu mindern.

Die ungünstige Beleuchtung wurde im Bereich der Kleinmöbel Kommissionierung aufgedeckt, wobei weiterhin die Etiketten schwer lesbar sind. Daher soll die Beleuchtung angepasst werden und somit für besseren Durchblick sorgen.

Am Arbeitsplatz Versand wurden beengte Platzverhältnisse aufgedeckt, weshalb dort durch bessere Anordnung und mehr Ablageflächen insgesamt jedem MA mehr Platz zur Verfügung stehen soll, um so auch der Stolpergefahr vorzubeugen.

Insgesamt sind alle diese Maßnahmen innerhalb eines Monats durchführbar, was einen schnellen Erfolg verspricht.

3.1.2 Verhaltens- und verhältnisbezogene Inhalte

Unter dem Aspekt der Ganzheitlichkeit sollen sowohl verhaltens- als auch verhältnisbezogene Maßnahmen durchgeführt werden, um einerseits Risikofaktoren zu minimieren und andererseits gesundheitsförderliche Ressourcen aufzubauen und zu stärken.

Verhaltenspräventive Maßnahmen zielen auf eine positive Veränderung der individuellen gesundheitsgefährdenden Muster ab. Sie probieren folglich das Verhalten des Einzelnen in gesundheitlich relevanter Weise zu beeinflussen.
Verhältnispräventive Maßnahmen hingegen sollen durch eine Verbesserung der Lebens- und Arbeitsbedingungen einzelner, Personengruppen, oder Arbeitssystemen, positiven Einfluss auf die Gesundheit nehmen. Es sollen also die äußerlichen Gegebeneheiten wie zum Beispiel Zugluft, beeinflusst werden, um so gesundheitsrelevantes Verhalten zu ermöglichen (Kauffeld, 2011, S. 238).

Nachfolgend nun die einzelnen Maßnahmen und deren Zielsetzungen auf den zwei verschiedenen Ebenen, welche von der Geschäftsleitung mit beschlossen und freigegeben wurden:

Tab. 11: Maßnahmen und Zielsetzung im Rahmen des Projektes Fit4Work

	Maßnahmen	Zielsetzung
Verhaltensebene	Sensibilisierungsvortrag	Aufklärung und Schaffen von Verständnis und Akzeptanz
	Gesundheitszirkel Berliner Modell	Partizipation der MA, welche Experte an ihrem Arbeitsplatz sind
	CheckUp durch Betriebsarzt	Datenerhebung, Schaffen von Vergleichswerten, Evaluation
	MedX Lumbar Extension	Gezielte Kräftigung der Lendenwirbelsäule
	Körperliches Kräftigungsprogramm	Verbesserung körperlicher Ressourcen / Gesundheitszustand
	Mitarbeiterbefragung	Evaluation und Feedback bzgl. der durchgeführten Maßnahmen
Verhältnisebene	Schrittzähler	Erhebungsinstrument, Sensibilisierung eigenes Verhalten
	Gesundes Ernährungsangebot	Verbesserung Gesundheitszustand

Der Sensibilisierungsvortrag dient dazu, die gesamte Belegschaft der Logistik Abteilung über die geplanten Maßnahmen aufzuklären und für die Teilnahme zu gewinnen. Dabei spielen vor allem die Führungskräfte eine Rolle, die allesamt hinter dem Projekt stehen und zusammen mit dem externen BGM Dienstleister diesen Vortrag gestalten, denn BGM ist Führungsaufgabe und sollte in allen Hierarchieebenen gelebt werden. Der Vortrag wird innerhalb des täglichen Schichtwechsels stattfinden, um so alle 107 Mitarbeiter zu erreichen.

„Übergeordnetes Ziel von Gesundheitszirkeln ist die Steigerung der Qualität der Arbeitsbedingungen, der Arbeitszufriedenheit der Mitarbeiter, aber auch die Reduktion krankheitsbedingter Fehlzeiten für das Unternehmen" (Nerdinger, Blickle & Schaper, 2014, S. 402). Bearbeitete Themenschwerpunkte sind u. a. Arbeitsbedingungen und –abläufe, physikalische Arbeitsumwelt als auch körperliche und psychosoziale Belastungen. Im Endeffekt also alle relevanten Themen, die in irgendeiner Form mit der Gesundheit der Beschäftigten zu tun haben. Die Teilnehmer dieser Kleingruppe treffen sich über einen begrenzten Zeitraum ca. 8-12 Mal in regelmäßigen Abständen unter Leitung eines Moderators. Die Teilnehmer werden freiwillig mittels Wahlverfahren ausgewählt und stammen aus allen vier Arbeitsplätzen. Der Sitzungsabstand sollte maximal zwei Wochen betragen, da sonst vieles wieder aus dem Blickfeld verschwindet (Badura & Hehlmann, 2003, S. 228). Dabei wird das Berliner Modell bevorzugt, wobei eine homogene Zusammensetzung der Beteiligten angestrebt wird, d. h. MA einer gleichen Hierarchiestufe. Das soll einer möglichen Befangenheit gegenüber Vorgesetzten vorbeugen und so zu einer freien Meinungsäußerung beitragen, die nicht geschönt ist (Gremliza, 2014, S. 20 f.). „Ebenfalls empfehlenswert sind umfassende, partizipativ angelegte Programme, die die Beschäftigten von Beginn an aktiv beteiligen. Ein enger Tätigkeitsbezug der Programminhalte, der sich an den Bedürfnissen der Beschäftigten orientiert, ist unverzichtbar" (Pieper et al., 20015, S. 61). Unter diesem Aspekt sollen die Teilnehmer des Gesundheitszirkels direkt Einfluss auf die Angemessenheit und Akzeptanz der Maßnahmen nehmen, indem sie regelmäßig ihr Feedback äußern. Die verbleibenden, nicht teilnehmenden MA werden durch Aushänge und die Teilnehmer des Gesundheitszirkels regelmäßig über die Ergebnisse der Sitzungen informiert (Brendt & Hühnerbein-Sollmann, 2008, S. 27). Zusammengefasst nun noch einmal die wichtigsten Daten zum Gesundheitszirkel:

Tab. 12: Übersicht des Gesundheitszirkels

Teilnehmer	Häufigkeit	Ort	Dauer
- Externer Moderator - Betriebsarzt - 8 MA (jeweils 2 von jedem Arbeitsplatz)	Alle 14 Tage, wechselnd innerhalb Spät- und Frühschicht	Konferenzraum	- 12 Sitzungen über 24 Wochen - Je Sitzung 90 Minuten

Der Betriebsarzt führt vierteljährlich einen CheckUp mit jedem MA er Logistik Abteilung durch, um so körperliche Parameter wie Blutdruck und Körperfettanteil zu erheben und im Rahmen der Maßnahmen vergleichen zu können.

Goebel et al. (2005) konnten in einer Studie nachweislich belegen, dass das Training an der MedX Lumbar Extension Maschine die Lendenwirbelsäule (LWS) so kräftigt, dass Rückenschmerzen effektiv reduziert werden können. Daher wird diese im Rahmen des Fit4Work Projektes eingesetzt, um mit einer Sitzungsdauer von nur 10 Minuten gezielt die Rückenbeschwerden anzugehen. Ein externer Dienstleister kommt dabei an zwei Tagen die Woche jeweils eine Stunde vor und nach Schichtwechsel in das Unternehmen gefahren und hat die MedX Lumbar Extension (LE) Maschine an Bord eines LKW, welche von einem daran ausgebildeten Therapeuten bedient wird. Diese zwei Stunden ermöglichen ca. 12 MA die Sitzung an der Maschine, was wöchentlich dann etwa 24 MA entspricht und monatlich knapp 100 MA, also dass so gut wie die ganze Logistik Belegschaft mindestens eine Sitzung monatlich absolviert. Weiterhin bietet die LE Maschine die evaluierte Möglichkeit, eine Rückenanalyse (RA) durchzuführen, um so objektiv die Kraft und Beweglichkeit der LWS zu messen. Diese Messung soll halbjährlich durchgeführt werden und ist mit einem zeitlichen Aufwand von 15 Minuten überschaubar und effizient. Für die einzelnen Sitzungen melden sich die MA in einer Teilnahmeliste an, die gleichzeitig als Messung für die Akzeptanz dient. Als detaillierte Zielsetzung sollen die Teilnehmer im Laufe eines halben Jahres ihre Kraft in der LWS um durchschnittlich 25 % steigern, um so in zweiter Instanz die Prävalenz von Rückenschmerzen zu senken.

Löllgen & Löllgen (2012) fassen in ihrer Studie mehrere Metaanalysen zusammen und berichten über positive Auswirkungen körperlicher Aktivität auf die Gesundheit. Körperliche Aktivität kann in Bezug auf kardiovaskuläre Erkrankungen wie ein Medikament wirken, wobei es nicht um Leistungssport, sondern regelmäßige moderat anstrengende körperliche Aktivität geht. Hierfür soll wöchentlich an drei Tagen, Montag, Mittwoch und Freitag ein Kurs angeboten werden, der im wesentlichen durch Übungen mit dem eigenen

Körpergewicht und Kleingeräten kräftigen soll. Die drei Kursstunden sind in einer Woche vormittags und in der Folgewoche nachmittags, um jeweils den MA der Früh- und Spätschicht die Teilnahme zu ermöglichen. Innerhalb der ersten beiden Wochen zählen die Kurseinheiten zur Arbeitszeit, um das Konzept kennen zu lernen, danach nicht mehr. Die Teilnehmerzahl ist auf 15 Personen begrenzt, um individuell auf diese eingehen zu können. Da monatlich etwa 12 Kurseinheiten stattfinden, werden 180 MA erreicht, was bedeutet, dass fast alle MA jeden Monat an zwei Kurseinheiten teilnehmen können. Da eine Teilnahmequote von 90/107 MA ohnehin nicht erreicht wird, besteht wohl die Möglichkeit auch öfter teilzunehmen. Mittels ausgehängter Anmeldeliste melden sich die MA für die einzelnen Kurseinheiten an. Durchgeführt wird der Kurs von einem Diplom Sportwissenschaftler, der die Zusatzqualifikation Rückenschullehrer mit bringt. Der Leiter bringt die Kleingeräte und Matten zu jeder Einheit mit, wobei diese im Konferenzraum stattfinden, da dieser bei aufgeräumten Stühlen reichlich Platz bietet. Am Ende einer jeden Kurseinheit besteht die Möglichkeit für ein kurzes Feedback zwischen den Teilnehmern und zusammen mit der Teilnahmeliste (neben der MA Befragung) bildet dies die optimale Möglichkeit, zu evaluieren, inwieweit das Sportangebot angenommen wird.

Die Mitarbeiterbefragung und der dafür eingesetzte Fragebogen stellt ein kostengünstiges und effektives Erhebungsinstrument dar, welches drei Hauptfunktionen mit sich bringt (Belsch, 2015, S. 23 f.):

Diagnose- und Evaluationsfunktion → Erstbefragung als Ausgangsdiagnose
Interventionsfunktion → Transport von Dialog und neuen Themen in die Organisation
Kontrollfunktion → Überprüfung betrieblicher Maßnahmen durch Folgeerhebungen
Mitarbeiterbefragungen sollten unter Beachtung methodischer, organisatorischer und rechtlicher Rahmenbedingungen durchgeführt werden und liefern dabei Informationen über Einstellungen, Erwartungen und Bedürfnisse der Mitarbeiter (Zok, 2010, S. 14). Anhand der ersten MA Berfragung ergaben sich die konkreten Handlungsschwerpunkte, Folgeerhebungen nach einem halben und einem Jahr dienen dann der Kontrolle und Evaluation, inwieweit die Maßnahmen die Ziele erreicht haben.

Auf der Verhältnisebene sollen Schrittzähler zum Einsatz kommen, da diese eine Möglichkeit darstellen, zum einen konkret körperliche Aktivität zu messen, aber auch den Träger für sein Verhalten zu sensibilisieren und so zu mehr Bewegung zu motivieren (Pieper et al., 2015, S. 16). Da es sich weiterhin um ein kostengünstiges Instrument handelt, was keine aufwendige Einarbeitung benötigt, kann die Maßnahme direkt umgesetzt werden. Ausgeteilt werden die Schrittzähler vorrangig an die Arbeitsplätze Kommissionierung Großmöbel und Transport, da einmal das zu viel Gehen und einmal das ständige Sitzen beklagt werden.

Da auch eine gesunde Ernährungsweise entscheidend zum Gesundheitszustand und damit dem Wohlbefinden beiträgt, soll es täglich ein gesundes Gericht in der Kantine geben, welches speziell mit dem Logo Fit4Work gekennzeichnet wird. Als zusätzlicher Anreiz soll bei regelmäßiger Teilnahme an den Maßnahmen ein Gutschein für ein kostenloses Fit4Work Gericht verteilt werden. Hierzu kann festgelegt werden, dass mindestens an drei Maßnahmen monatlich teilgenommen werden muss und dann genau gemessen werden kann, wie viele Gutscheine heraus gegeben werden, um die Akzeptanz dieses Anreizsystems zu evaluieren.

Tab. 13: Maßnahmen und Zielsetzung im Rahmen des Projektes Fit4Ergo

	Maßnahmen	Zielsetzung
Verhaltensebene	Sensibilisierungsvortrag	Aufklärung und Schaffen von Verständnis und Akzeptanz
	Feste Lüftungszeiten	Beseitigung Zugluft, Regelmäßige Frischluftzufuhr
	Gefährdungsbeurteilung	Aufdecken von Gefährdungen, Vergleichsdaten generieren
	Mitarbeiterbefragung	Evaluation und Feedback bzgl. der durchgeführten Maßnahmen
Verhältnisebene	Erhöhung der verfügbaren Transportfahrzeuge	Beseitigung Mangel, Entlastung des Rückens
	Schaffen von Sitzgelegenheiten	Reduktion der Beschwerde ständiges Stehen / Gehen
	Verbesserung der Beleuchtung	Reduktion schlechter Lichtverhältnisse, bessere Sicht
	Schaffen von mehr Platz durch Ablageflächen und Aufräumen	Beseitigung Stolpergefahr, Vermeiden von Zwangshaltungen

Auch die geplanten Maßnahmen im Rahmen des Projektes Fit4Ergo werden an obig beschriebenem Sensibilisierungsvortrag bekannt gegeben und erläutert, um so größtmögliche Akzeptanz und Mitarbeit zu schaffen.

Da Zugluft innerhalb der Gefährdungsbeurteilung an drei der vier Arbeitsplätze als Gefahr identifiziert wurden, soll ein halbstündig durchgeführtes Stoßlüften für Frischluft sorgen und ansonsten die Fenster geschlossen bleiben, um dieses Problem effektiv anzugehen.

Erneut durchgeführte MA Befragungen und Gefährdungsbeurteilungen stellen sicher, dass die Maßnahmen Wirkung zeigen und auf Akzeptanz stoßen und finden halbjährlich statt.

Da innerhalb der Kommissionierung der Großmöbel als weitere Gefahr das Fehlen von Transportfahrzeugen aufgedeckt wurde, wird die Anschaffung von drei weiteren Transportfahrzeugen veranlasst.
Des Weiteren sollen an diesen Arbeitsplätzen Sitzgelegenheiten geschaffen werden, da ständiges Stehen und Gehen als weitere Gefahren aufgedeckt wurden.

Am Arbeitsplatz Kommissionierung der Kleinmöbel kristallisierte sich heraus, dass die Beleuchtung ungünstig ist und daher für bessere Sicht gesorgt werden soll, indem Lampen mit natürlichem, hellerem Licht angebracht werden.

Am Arbeitsplatz Versand herrschen oft beengte Platzverhältnisse, so dass mit neu angeschafften Ablagetischen für mehr Freiheit und weniger Stolpergefahr gesorgt wird.

Als konkrete Zielsetzung für diese Maßnahmen im Rahmen des Fit4Ergo Projektes lässt sich übergeordnet festhalten, dass einerseits die erneute MA Befragung die genannten Probleme um durchschnittlich 30 % weniger häufig bemängelt und weiterhin die Gefährdungsbeurteilung einen gesenkten Nohl-Wert um ein bis zwei Punkte aufweist.

3.1.3 Zeitdauer der Maßnahmen
Nachfolgend nun die Häufigkeiten und Zeitdauer der einzelnen Maßnahmen innerhalb beider Projekte. Alle aufgeführten Maßnahmen finden so oft wie genannt innerhalb des 6-monatigen Pilotprojektes über den ganzen Zeitraum statt.

Tab. 14: Maßnahmen und Zeitdauer im Rahmen des Projektes Fit4Work

	Maßnahmen	Zeitdauer und Häufigkeit
Verhaltensebene	Sensibilisierungsvortrag	90 Minuten, einmalig
	Gesundheitszirkel Berliner Modell	90 Minuten, 12 Sitzungen alle 14 Tage
	CheckUp durch Betriebsarzt	Je MA 15 Minuten, vierteljährlich
	MedX Lumbar Extension	10 Minuten Sitzung an vier Stunden wöchentlich, halbjährliche RA für jeden MA
	Körperliches Kräftigungsprogramm	Drei Kursstunden zu je 60 Minuten wöchentlich
	Mitarbeiterbefragung	halbjährlich
Verhältnisebene	Schrittzähler	Dauerhaftes Tragen während des ersten Monats
	Gesundes Ernährungsangebot	Täglich

Die Häufigkeiten orientieren sich zumeist an der Anzahl der MA, nämlich 107 Stück. Damit diese regelmäßig an den geplanten Maßnahmen teilnehmen können, müssen diese eben entsprechend oft stattfinden. Die Schrittzähler werden auf freiwilliger Basis besonders an die MA des Transports und der Kommissionierung von Großmöbeln ausgegeben, um innerhab eines Monats aufschlussreiche Daten zu bekommen, ob zu viel, oder wie wenig letzlich gegangen wird und bezüglich des eigenen Verhaltens zu sensibilisieren.

Tab. 15: Maßnahmen und Zeitdauer im Rahmen des Projektes Fit4Ergo

	Maßnahmen	Zeitdauer und Häufigkeit
Verhaltensebene	Sensibilisierungsvortrag	90 Minuten, einmalig
	Feste Lüftungszeiten	zwei Minuten halbstündlich
	Gefährdungsbeurteilung	halbjährlich
	Mitarbeiterbefragung	halbjährlich
Verhältnisebene	Erhöhung der verfügbaren Transportfahrzeuge	Innerhalb eines Monats, dauerhaft
	Schaffen von Sitzgelegenheiten	Innerhalb eines Monats, dauerhaft
	Verbesserung der Beleuchtung	Innerhalb eines Monats, dauerhaft
	Schaffen von mehr Platz durch Ablageflächen und Aufräumen	Innerhalb eines Monats, dauerhaft

Fast alle Maßnahmen im Rahmen des Fit4Ergo Projektes sind auf Dauerhaftigkeit ausgelegt, das heißt sie sollen langfristig so beibehalten werden, vorausgesetzt, die Evaluation bestätigt die Wirksamkeit und Akzeptanz der Maßnahmen.

3.2 Projekt- und Ressourcenplanung

3.2.1 Gliederung des Projektes

Tab. 16: Gliederung des Pilotprojektes innerhalb der Logistik Abteilung

Maßnahme	Januar				Februar				März				April				Mai				Juni			
	1	2	3	4	5	6	7	8	9	10	11	12	13	14	15	16	17	18	19	20	21	22	23	24
Vortrag																								
Gesundheitszirkel																								
CheckUp																								
MedX LE																								
Kräftigungspro-gramm																								
MA Befragung																								
Schrittzähler																								
Ernährungs-an-gebot																								
Gefährdungs-be-urteilung																								
Fit4Ergo																								

Tabelle 16 gliedert noch einmal die unter Punkt 3.1.3 genannten Häufigkeiten der einzelnen Maßnahmen in einem Gesamtbild auf. Das Pilotprojekt soll vorrangig über sechs Monate laufen, wobei eine Verlängerung bis Jahresende durchaus angestrebt ist, sofern sich erste Erfolge abzeichnen. Die einzelnen Zahlen beziehen sich auf die etwa vier Wochen eines jeden Monats.

Innerhalb der ersten Januarwoche findet neben der Neujahransprache der Sensibilisierungsvortrag für die Bekanntgabe der Maßnahmen statt. Des Weiteren starten sogleich die Anmeldungen und erste Maßnahmen, wie das gesunde täglich angebotene Gericht in der Betriebskantine, die Ausgabe der Schrittzähler, die Schnuppereinheit des körperlichen Kräftigungsprogramms und die ärztlichen CheckUps wofür der Betriebsarzt fast die ganze Woche für diese Aufgabe freigestellt ist.

Die regelmäßig stattfindenden Gesundheitszirkel sichern die Akzeptanz indem immer MA eines jeden Arbeitsplatzes involviert sind und so im Rahmen des Berliner Modells unbefangen von den direkten Erfahrungen im Arbeitsalltag berichten.

Die dauerhaft angebotenen Maßnahmen, wie die MedX LE Maschine, das körperliche Kräftigungsprogramm und das Ernährungsangebot werden schon während der Durchführung regelmäßig evaluiert, indem Teilnahmelisten geführt werden bzw. die verkauften gesunden Gerichte in ihrer Stückzahl erfasst werden. Weiterhin erfolgt in jeder Kurseinheit ein kurzes Teilnehmerfeedback zum Ende einer jeden Einheit. Weitere Evaluierungsmethoden werden unter Punkt 3.1.2 zu den einzelnen Maßnahmen genannt.

Natürlich ist diese Gliederung nicht in Stein gemeißelt, das heißt, sollte zum Beispiel ein längeres Tragen der Schrittzähler erwünscht sein, bzw. sich als nötig herauskristallisieren, so ist dies anzupassen.

Da die ergonomischen Maßnahmen im Rahmen des Fit4Ergo Projektes alle einen langfristigen Charakter aufweisen, sind diese in einer Zeile zusammengefasst worden. Eine erste gesamt Projektbewertung findet Ende Juni Anfang Juli statt, nachdem die erneute MA Befragung und Gefährdungsbeurteilung ausgewertet worden sind.

3.2.2 Zuständigkeiten

Das Pilotprojekt wird von einem externen BGM Anbieter geleitet und durchgeführt, wobei alle Maßnahmen offen kommuniziert und von der Geschäftsführung freigegeben werden. Dieser BGM Anbieter konzipiert die Maßnahmen und führt diese ggf. mit externer Unterstützung durch. Nachfolgend alle Maßnahmen und die Zuständigkeiten:

Tab. 17: Maßnahmen und Zuständigkeiten im Rahmen des Projektes Fit4Work

	Maßnahmen	Zuständigkeit
Verhaltensebene	Sensibilisierungsvortrag	BGM Anbieter, Geschäftsführung
	Gesundheitszirkel Berliner Modell	BGM Anbieter (Moderator), Betriebsarzt
	CheckUp durch Betriebsarzt	Betriebsarzt
	MedX Lumbar Extension	BGM Anbieter (Therapeut)
	Körperliches Kräftigungsprogramm	Externer Sportwissenschaftler
	Mitarbeiterbefragung	BGM Anbieter
Verhältnisebene	Schrittzähler	BGM Anbieter
	Gesundes Ernährungsangebot	BGM Anbieter, Betriebskoch

Die meisten Maßnahmen werden verständlicher Weise vom BGM Anbieter geleitet, da dieser Experte auf seinem Gebiet ist und aus dem eigenen Hause den Moderator für den

Gesundheitszirkel und den Therapeuten für die Bedienung der MedX LE Maschine stellt. Die enge Verzahnung mit dem Betriebsarzt, aber auch der Geschäftsführung garantiert Transparenz. Ein durch das BGM extern beschäftigter Diplom Sportwissenschaftler wird die Kurseinheiten durchführen.

Tab. 18: Maßnahmen und Zuständigkeiten im Rahmen des Projektes Fit4Ergo

	Maßnahmen	Zuständigkeit
Verhaltensebene	Sensibilisierungsvortrag	BGM Anbieter, Geschäftsführung
	Feste Lüftungszeiten	Abteilungsleiter
	Gefährdungsbeurteilung	Fachkraft für Arbeitsschutz, Betriebsarzt
	Mitarbeiterbefragung	BGM Anbieter
Verhältnisebene	Erhöhung der verfügbaren Transportfahrzeuge	Geschäftsführung
	Schaffen von Sitzgelegenheiten	BGM Anbieter, Abteilungsleiter
	Verbesserung der Beleuchtung	BGM Anbieter, Abteilungsleiter
	Schaffen von mehr Platz durch Ablageflächen und Aufräumen	BGM Anbieter, Abteilungsleiter

Auch im Rahmen des Projektes Fit4Ergo ist der BGM Anbieter in vielerlei Hinsicht der Ansprechpartner. Wichtige Investitionen wie die Anschaffung teurer Transportfahrzeuge müssen durch die Geschäftsführung bestätigt werden. Ansonsten werden die Abteilungsleiter bei der Umsetzung der Maßnahmen auf Verhältnisebene hinzugezogen, um direkt die Meinung der betroffenen MA einzuholen bzw. die genauen Sitzgelegenheiten zu bestimmen.

3.2.3 Budget

Nachfolgend nun die Kostenplanung, die sich an Beispielen von Pieter & Allmann (2014, S. 122) orientiert. Die MA Befragung ist nur in einer der beiden Tabellen aufgeführt, da sie durch ihre Vielzahl an abgefragten Items auch die ergonomischen Maßnahmen abfragt. Genauso der Sensibilisierungsvortrag, da dieser über beide Projekte aufklärt.

Tab. 19: Budgetierung der Maßnahmen des Projektes Fit4Work

Maßnahme	Position	Anzahl in h	Kosten pro Stunde in €	Summe in €
Sensibilisierungsvortrag	BGM Anbieter	1,5	50	75
	5x Geschäftsführung	1,5	250	375
12x Gesundheitszirkel	Moderator	1,5	50	900
Berliner Modell	Betriebsarzt	1,5	50	900
	8x Mitarbeiter	1,5	200	3600
107x2x CheckUp durch Betriebsarzt	Betriebsarzt	(je MA) 0,25	50	2675
MedX Lumbar Extension	Anfahrt im LKW x2x24	0,5	50	1200
Sitzungen 4 h je Wo. x24	Therapeut	4,0	50	4800
107x RA x2 (halbjährlich)	Therapeut	0,25	50	2675
3x24x Körperliches Kräftigungsprogramm	Sportwissenschaftler	3,0	50	3600
Mitarbeiterbefragung	BGM Anbieter	20	50	1000
				= 21800

Als Gesamtkosten für das halbjährlich angelegte Fit4Work Projekt summieren sich insgesamt 21800 €, wovon am meisten auf die Maßnahme der MedX LE Maschine entfällt, da diese u. a. Zwei Mal wöchentlich über 24 Wochen lang extra angeliefert werden muss. Anzumerken ist, dass eventuell nicht alle der 107 MA die Rückenanalyse durchführen, oder den CheckUp beim Arzt. Daher sind dies erst einmal vorläufige Kalkulationen, die ebenfalls nur die direkten Kosten einschließen, so bleibt der Ausfall der MA beim Sensibilisierungsvortrag zum Beispiel erst einmal unberücksichtigt.

Tab. 20: Budgetierung der Maßnahmen des Projektes Fit4Ergo

Maßnahme	Position	Stückzahl	Kosten pro Stück in €	Summe in €
Schrittzähler	Schrittzähler	50	5	250
Gesundes Ernährungsangebot x 168 Tage	Für geschätzt 50 MA Kantinengericht	50	4	33600
Gefährdungsbeurteilung	Fachkraft Arbeitsschutz	4 h	50	200
	Betriebsarzt	4 h	50	200
Anschaffung Ablagetische	Ablagetische	15	100	1500
Anschaffung Transportfahrzeuge	Transportfahrzeug	3	1500	4500
Anschaffung Sitzgelegenheiten	Sitzgelegenheiten	8	50	400
Anschaffung besserer Beleuchtung	Lampen	1000	5	5000
				= 45650

Das Projekt Fit4Ergo schlägt mit ungefähren 45650 € zu Buche, wovon einen Großteil das gesunde Ernährungsangebot ausmacht. Dieser große Anteil muss aber relativiert werden, da die Kosten für das Essen auch wieder rein kommen, denn die MA zahlen ja einen gewissen Betrag dafür und zudem müssen dafür andere Gerichte nicht mehr so häufig zubereitet werden. Räumlichkeiten hat das Muster Unternehmen soweit zur Verfügung, so u. a. den Konferenzraum und das Betriebsarzt Zimmer. Des Weiteren kann bei Lager Teilauslastung auch ein Teil davon genutzt werden.

4 Diskussion und Probleme der Evaluation

Dieses prozessorientierte Pilotprojekt innerhalb der Logistik Abteilung stellt einen ersten Gehversuch des Unternehmens dar, um die Beteiligten für gesundheitsrelevantes Verhalten zu sensibilisieren und erfolgreich durchgeführte Maßnahmen langfristig fest in die Unternehmenskultur zu integrieren, bzw. auch weitere Unternehmensabteilungen im Sinne der Integration einzubinden.

Nun stellt sich die Frage, wie misst man Effektivität, Geeignetheit, Akzeptanz und Effizienz der durchgeführten Maßnahmen, was haben diese letztlich gebracht? Ein Fragebogen ist kostengünstig und kann zig Items abfragen, doch jede Teilnahme ist freiwillig, als Problem könnte sich eine mangelnde Teilnahme an Folgeerhebungen ergeben, eventuell aus Angst vor Arbeitsplatzverlust (Pieper et al., 2015, S. 11). Dann würde sich die Frage stellen, wie belastbar die Daten noch sind, wenn beispielsweise gerade einmal 50 % Rücklauf eines Fragebogens besteht.

Die Studienlage in der betrieblichen Prävention und Gesundheitsförderung gestaltet sich äußerst heterogen hinsichtlich Zielparameter, Studienpopulation und Studiendesign, so dass eine generelle Aussage für den Nutzen einzelner Interventionen nur schwer abzuleiten ist. „Des Weiteren lassen es methodische Schwächen einzelner Studien und Evaluationsmaßnahmen nicht zu, die Studienergebnisse zu generalisieren, so dass diese mit Vorsicht zu interpretieren sind" (Pieper et al., 2015, S. 13). So gibt es bisher keinen Konsens hinsichtlich der besonderen Anforderungen an ein Konzept der Evidenzbasierung in der Gesundheitsförderung (Kreis, 2006).

Nachfolgend die Möglichkeiten, wie das durchgeführte BGM Pilotprojekt evaluiert werden kann, die einzelnen Häufigkeiten der Evaluationsinstrumente wurden weiter oben ja bereits genannt:

Tab. 21: Möglichkeiten zur Evaluation des BGM Pilotprojektes

Evaluationsmöglichkeit	Abgedeckte Zielsetzungen
Mitarbeiterbefragung	- Evaluation bzgl. Akzeptanz und Wirksamkeit der Projekte - Evaluation des verbesserten Gesundheitszustandes
Fehlzeiten- und Krankenstandsanalyse	- Senkung des Krankenstandes
MedX Lumbar Extension Maschine	- Steigerung körperlicher Aktivität - Reduktion von Rückenschmerzen
Schrittzähler	- Steigerung körperlicher Aktivität
CheckUp durch Betriebsarzt	- Evaluation des verbesserten Gesundheitszustandes
Gefährdungsbeurteilung	- Reduktion arbeitsbedingter Risikofaktoren - Evaluation des Projektes Fit4Ergo

Da Gesundheit einerseits durch bestimmte körperliche Parameter wie Blutdruck und Körperfettanteil, aber andererseits auch durch den sehr subjektiver Eindruck der jeweiligen Person definiert werden kann, wird zum Einen in einer erneuten Befragung dieser Eindruck ermittelt und zum Anderen objektive körperliche Parameter durch den CheckUp des Betriebsarztes erhoben. Programme zur Steigerung körperlicher Aktivität konnten zwar häufig die Lebensqualität positiv beeinflussen, jedoch existieren nur unzureichend Belege, die sich auf körperliche Kenngrößen wie Gewicht oder Körperzusammensetzung beziehen, was einen solchen CheckUp in Frage stellen kann (Pieper et al., 2015, S. 16).

„Während sich die Kosten betrieblicher Gesundheitsförderung also zumindest in Form von Zielgrößen und Durchschnittswerten bestimmen lassen, bleiben Ursache-Wirkungs-Zusammenhänge in der Regel ungeklärt" (Pieper et al., 2015, S. 12). So lässt sich zwar feststellen, dass der in einem Fragebogen abgefragte Gesundheitszustand sich verbessert hat, was genau aber dafür verantwortlich war, kann lediglich vermutet werden bzw. aufgrund statistischer Korrelationen überprüft werden. So kann es ja auch sein, dass sich private Lebensumstände eines Beschäftigten radikal verändern und dementsprechend auch die eigene Bewertung verzerren.

Geht es in einem Betrieb darum, die Gesundheit der Mitarbeiter langfristig in einer objektiv feststellbaren geringeren Krankheitslast bemerkbar zu machen und zum Beispiel in

Form geringerer Krankenstände zu erheben, so kann diese Zielsetzung kurz- bis mittelfristig kaum schlüssig beurteilt und einer einzelnen Maßnahme sicher zugeschrieben werden (Pieter & Allmann, 2014, S. 216). Daher ist ein halbes Jahr Projektlaufzeit erst einmal auch relativ kurz angelegt, was eine Verlängerung auf ein volles Jahr sinnvoll erscheinen lässt. Schnelle Erkenntnisse lassen sich zumindest von den Schrittzählern erhoffen, da diese ja unmittelbar am Ende einer jeden Schicht abgelesen und dokumentiert werden können. Gleiches gilt für die Gefährdungsbeurteilung, diese kann nach Ermessen auch schon früher erfolgen und bewertet vorrangig die Maßnahmen des Fit4Ergo Projektes, die sich allesamt schnell innerhalb eines Monats umsetzen lassen.

Die Wirksamkeit der MedX Lumbar Extension Maschine ist vielfach bestätigt worden, da sie mit ihrer Fixierungstechnik die Lumbarextensoren isoliert trainieren kann (Caimi, 2012, S. 140). Goebel et al. (2005) konnten des Weiteren nachweisen, dass Rückenschmerzen im Zusammenhang mit der Kraft der LWS stehen und von daher das Training an der MedX LE Maschine als effektives, zielführendes Mittel zur Reduktion von Rückenschmerzen angesehen werden kann. Ebenso stellt die durchgeführte RA einen objektiven Vergleich sowohl inter- als auch intrapersonell dar.

Aus Perspektive des Auftraggebers bzw. Betriebes stellt sich auch die Frage, inwieweit zum Beispiel ein Imagegewinn durch angebotene BGM Maßnahmen potenzielle Arbeitskräfte anlockt, oder wie denn generell das Wohlbefinden und das Betriebsklima in monetäre Zahlen zu gießen ist. So gibt es direkten, indirekten aber auch nicht monetarisierbaren Nutzen, der eben so etwas wie Firmenimage oder Arbeitsmoral einschließt:

direkt	
Ausgaben für die Maßnahme, z.B.:	Ersparnisse infolge verbesserter Gesundheit
→ Kapitalkosten	und des Rückgangs von z.B.
→ Personalkosten	→ Arbeitsunfähigkeitsraten
→ Bereitstellung von Sachmitteln	→ individuellen Risikofaktoren
→ Fremdleistungen (z.B. Trainerin/Trainer)	→ Arbeitsunfällen/Berufskrankheiten
Evaluationskosten	→ Absentismus
indirekt	
negative Nebeneffekte, wie z.T. steigende Arbeitsunfähigkeit aufgrund von	sinkende Gesundheitsvorsorge- und Krankenversicherungskosten
→ Krankheitsfrüherkennung	
→ Unfällen beim Fitnesssport	erhöhte Produktivität
steigende Gesundheits- und Krankheitskosten aufgrund erhöhter Lebenserwartung	erhöhte Lebenserwartung
nicht monetarisierbar	
(zeitweise) Befindensbeeinträchtigung z.B. im Rahmen von	verbesserte/s
→ Raucherentwöhnungsprogrammen	→ Wohlbefinden
→ Ernährungsumstellung	→ Betriebsklima
Stress des für die Programmeinführung	→ Firmenimage
verantwortlichen Personals	→ Arbeitsmoral
	→ Arbeitszufriedenheit
	→ Kommunikation
	→ Kompetenzen zur Stressbewältigung

Abb. 3: Darstellung Kosten und Nutzen aus Sicht des Betriebes (Fonds Gesundes Österreich, 2011, S. 9)

Die wesentlichen Herausforderungen bestehen letztlich darin, dass Maßnahmen erst zeitlich verzögert positive Effekte zeigen und die Kosten unmittelbar anfallen. Ob und wie hoch der Effekt dann eintritt, kann im Vornherein nur prognostiziert werden und Studien sind aufgrund ihres oft komplexen Designs nur schwer vergleichbar und auf die eigene Situation übertragbar. Indirekten und intangiblen Nutzen in Geldeinheiten auszudrücken erweist sich zusätzlich als schwer und aufwändig, weshalb danach gestrebt werden sollte, dass immaterielle Werte die Perspektive der Mitarbeiter widerspiegeln, wie es zum Beispiel bei Befragungen der Fall ist (Fonds Gesundes Österreich, 2011, S. 12).

Letztlich sei noch kritisch anzumerken, dass die beiden Projekte zwar eine Vielzahl an Problemen innerhalb des Unternehmens angegangen sind, aber der komplexe Teil des Führungsverhaltens und der psychischen Belastungen noch keine große Beachtung fand. Da besonders innerhalb der letzten Jahre die psychischen Störungen stark zugenommen haben, sollten im weiteren Verlauf auch definitiv für diesen Handlungsschwerpunkt geeignete Maßnahmen abgeleitet und umgesetzt werden.

5   Literaturverzeichnis

Badura, B., Ducki, A., Schröder H., Klose, J. & Meyer, M. (2013). *Fehlzeiten-Report 2013: Verdammt zum Erfolg – Die süchtige Arbeitsgesellschaft?* Berlin: Springer.

Badura, B. & Hehlmann, T. (2003). *Betriebliche Gesundheitspolitk: Der Weg zur gesunden Organisation.* Berlin: Springer.

Belsch, S. (2015). *Mitarbeiterbindung: So sichern Sie Ihre wertvollste Ressource.* Hamburg: Igel.

Brendt, D. & Hühnerbein-Sollmann, C. (2008). *Gesundheitsmanagement als Führungsaufgabe: effektive Mittel und effiziente Wege zur betrieblichen Gesundheitsförderung.* Renningen: expert.

Caimi, M. (2012). *Die Banalität der Kraft: Schonen wir uns zu Tode?* (5. Auflage). Berlin: Pro BUSINESS GmbH.

Fonds Gesundes Österreich (2011). *Ökonomische Evaluation von Betrieblicher Gesundheitsförderung.* Wien: Fonds Gesundes Österreich.

Goebel, S., Stephan, A. & Freiwald, J. (2005). Krafttraining bei chronischen lumbalen Ruckenschmerzen. Ergebnisse einer Langsschnittstudie. *Deutsche Zeitschrift für Sportmedizin,* 56 (11), 388-392.

Gremliza, P. (2014). *Betriebliche Gesundheitsförderung: Ein Mehrwert für Unternehmen?* Hamburg: Bachelor + Master Publishing.

Kauffeld, S. (2011). *Arbeits-, Organisations- und Personalpsychologie für Bachelor. Lesen, Hören, Lernen im Web.* Berlin: Springer.

Keupp, H. & Dill, H.(2014). *Erschöpfende Arbeit: Gesundheit und Prävention in der flexiblen Arbeitswelt.* Bielefeld: transcript.

Kreis, J. (2006). *Wirksamkeitsnachweis in der Prävention. Lässt sich die Methodik der Cochrane Collaboration auf arbeitsweltbezogene Gesundheitsförderungs- und Präventionsmaßnahmen anwenden?*. IGA-Report 11. Dresden: iga. 2006.

Löllgen, H. & Löllgen, D. (2012). Risikoreduktion kardiovaskulärer Erkrankungen durch körperliche Aktivität. *Der Internist. 20-29.*

Nerdinger, F., Blickle, G. & Schaper, N. (2014). *Arbeits- und Organisationspsychologie.* (3. Auflage). Berlin: Springer.

Niklewski, G., Haupt, A. & Ruckriegel, K. (2014). *Gesundes Führen mit Erkenntnissen der Glücksforschung.* Freiburg: Haufe.

Pieper, C., Schröer, S., Haupt, J. & Kramer, I. (2015). *Wirksamkeit und Nutzen betrieblicher Prävention.* Berlin: AOK-Bundesverband, BKK Dachverband, DGUV, vdek.

Pieter, A. & Allmann, B. (2014). *Studienbrief Betriebliches Gesundheitsmanagement II.* Saarbrücken: Deutsche Hochschule für Prävention und Gesundheitsmanagement.

Trnovac, S. (2012). *Was wünschen sich Mitarbeiter von ihren Vorgesetzten? ...und wie sieht die Realität aus?* Hamburg: diplomica.

Weiß, J. (2010). *Rückentraining: die Wirbelsäule gezielt stärken.* München: compact.

Zok, K. (2010). *Gesundheitliche Beschwerden und Belastungen am Arbeitsplatz. Ergebnisse aus Beschäftigtenbefragungen.* Berlin: KomPart Verlagsgesellschaft mbH & Co. KG.

6 Abbildungs- und Tabellenverzeichnis

6.1 Abbildungsverzeichnis

Abbildung 1: Aufgliederung der Beschäftigten nach Altersklassen

Abbildung 2: Altersverteilung der befragten MA der Logistik Abteilung

Abbildung 3: Darstellung Kosten und Nutzen aus Sicht des Betriebes

6.2 Tabellenverzeichnis

Tabelle 1: Aufgliederung der Beschäftigten der Muster GmbH

Tabelle 2: Aufgliederung der Beschäftigten nach Geschlecht

Tabelle 3: Arbeitsplatzspezifische Gefährdungen in der Logistik Abteilung

Tabelle 4: BGM Projektschritte Abteilung Logistik

Tabelle 5: Probleme und Lösungsvorschläge Handlungsschwerpunkt Betriebsgelände

Tabelle 6: Probleme und Lösungsvorschläge Handlungsschwerpunkt Arbeitsplatzgestaltung

Tabelle 7: Probleme und Lösungsvorschläge Handlungsschwerpunkt Führungsverhalten

Tabelle 8: Probleme innerhalb der Logistik Abteilung

Tabelle 9: Teilziele des Projektes Fit4Work

Tabelle 10: Teilziele des Projektes Fit4Ergo

Tabelle 11: Maßnahmen und Zielsetzungen im Rahmen des Projektes Fit4Work

Tabelle 12: Übersicht des Gesundheitszirkels

Tabelle 13: Maßnahmen und Zielsetzungen im Rahmen des Projektes Fit4Ergo

Tabelle 14: Maßnahmen und Zeitdauer im Rahmen des Projektes Fit4Work

Tabelle 15: Maßnahmen und Zeitdauer im Rahmen des Projektes Fit4Ergo

Tabelle 16: Gliederung des Pilotprojektes innerhalb der Logistik Abteilung

Tabelle 17: Maßnahmen und Zuständigkeiten im Rahmen des Projektes Fit4Work

Tabelle 18: Maßnahmen und Zuständigkeiten im Rahmen des Projektes Fit4Ergo

Tabelle 19: Budgetierung der Maßnahmen des Projektes Fit4Work

Tabelle 20: Budgetierung der Maßnahmen des Projektes Fit4Ergo

Tabelle 21: Möglichkeiten zur Evaluation des BGM Pilotprojektes

6.3 Abkürzungsverzeichnis

Abb.	=	Abbildung
BGM	=	Betriebliches Gesundheitsmanagement
bzgl.	=	bezüglich
bzw.	=	beziehungsweise
d. h.	=	das heißt
ggf.	=	gegebenenfalls
H	=	Stunde(n)
LE	=	Lumbar Extension
LKW	=	Lastkraftwagen
LWS	=	Lendenwirbelsäule
MA	=	Mitarbeiter
RA	=	Rückenanalyse
Tab.	=	Tabelle
u. a.	=	unter anderem
Wo.	=	Woche

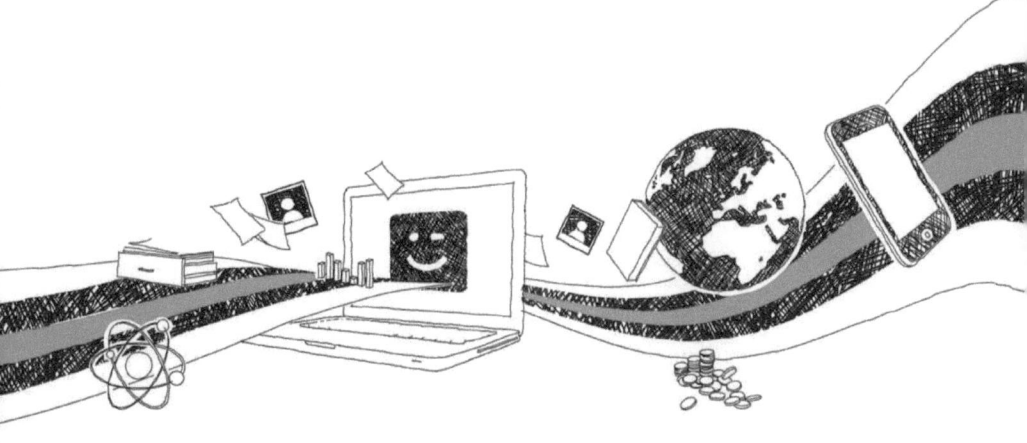
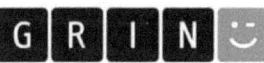